CONSIDÉRATIONS

SUR LES

AFFECTIONS CHARBONNEUSES

ET EN PARTICULIER

SUR LA PUSTULE MALIGNE

PAR

HENRY HÉMARD

MÉDECIN-AIDE-MAJOR DE DEUXIÈME CLASSE AU 6ᵉ DE LANCIERS

PARIS

DE SOYE, IMPRIMEUR, RUE DE SEINE, 36

1852

CONSIDÉRATIONS

SUR LES

AFFECTIONS CHARBONNEUSES

ET EN PARTICULIER

SUR LA PUSTULE MALIGNE

Les devoirs d'un médecin militaire ne consistent pas seulement à faire l'application des connaissances qu'il a puisées près des maîtres de la science; il doit aussi travailler d'une manière incessante à mettre à profit les nombreux voyages, les séjours qu'il est appelé à faire çà et là, pour vérifier par lui-même ce qu'il n'a appris que par les livres, pour donner la sanction de l'expérience aux faits qu'il ne connaît encore que d'une manière théorique.

C'est en me plaçant à ce point de vue que j'ai été conduit à étudier les affections charbonneuses et la pustule maligne en particulier, affections que les habitants de la Beauce ont le triste privilége de voir régner endémiquement chez eux.

Je me suis attaché à décrire, d'une manière rigoureuse, les faits que j'ai observés, en me contentant de rapporter sommairement les autres cas qui ont eu lieu cette année dans la circonscription de Châteaudun, et que je n'ai pu suivre qu'imparfaitement.

Si j'ai fait de ce petit travail l'objet d'une publication, c'est parce que je suis convaincu que des observations rapportées d'une manière fidèle, sur une maladie peu connue en beaucoup d'endroits de la France, sont toujours les bien-venues dans le monde médical.

Puis elles peuvent être rapprochées de faits analogues, et être appelées tôt ou tard à servir de matériaux aux intelligences d'élite qui ont reçu la mission de diriger la science dans la voie du progrès.

Je me suis proposé un second but. Frappé du peu de soins que les populations rurales prennent jusqu'ici pour se préserver d'une affection qui fait annuellement beaucoup de victimes, et dont les effets seraient si souvent faciles à prévenir, je me suis demandé s'il n'était pas utile d'attirer l'attention de l'autorité supérieure sur des faits d'une nature aussi sérieuse, et de m'efforcer à provoquer des mesures énergiques qui, seules, peuvent couper à sa racine un mal qui cause annuellement le deuil dans les familles, tout en étant une cause de ruine pour les agriculteurs.

Je serai très-heureux si j'apprends un jour que mes faibles efforts n'ont pas été perdus, et que j'ai pu contribuer ainsi à sauver la vie de beaucoup de mes semblables.

Qu'il me soit permis de remercier, en cette circonstance, MM. les docteurs Meunier, Antoine et Raimbert, de la bonté parfaite avec laquelle ils ont bien voulu se mettre à ma disposition, tant en me donnant les éclaircissements dont j'ai eu souvent besoin, qu'en mettant le plus grand empressement à me faire voir les cas qui se sont présentés à l'hospice et dans leur clientèle.

Le 18 mai 1852, un premier malade, atteint de pustule maligne, est entré à l'Hôtel-Dieu de Châteaudun ; le 19 septembre, c'est-à-dire quatre mois après, un quatorzième et dernier malade venait recevoir des secours pour la même affection.

Pendant ce temps, seize personnes, tant à la ville que dans les environs, réclamaient les soins des hommes de l'art.

Nous avons eu quinze jours pendant lesquels le thermomètre centigrade s'est maintenu entre 30 et 35°. C'est pendant cette chaleur extrême que les affections charbonneuses ont fait des ravages très-considérables sur les troupeaux des campagnes ; c'est aussi à cette même époque que la pustule maligne s'est développée, avec le plus d'énergie, chez les individus dont les occupations établissent un rapprochement incessant avec les animaux malades, ou avec des débris cadavériques de ceux qui ont succombé. Je me contente, pour le moment, d'émettre ces différentes observations, me réservant d'y revenir plus tard, pour développer les conséquences que je crois pouvoir en tirer.

OBSERVATION 1re. — *Pustule maligne située sur la main. — Six heures d'invasion. — Cautérisation avec la pâte de Vienne. — Prompte guérison.*

Un enfant de huit ans, fils d'un fermier des environs de Châteaudun, est amené, le 18 août, dans le cabinet de M. le docteur Antoine ; il porte une pustule maligne sur le milieu de la face dorsale de la main droite. « La veille, nous dit le père du malade, mon fils a passé une heure à jouer près d'un ruisseau aux bords duquel se trouvent encore les débris de deux moutons morts du sang de rate. L'enfant s'est couché avec les apparences d'une santé parfaite ; ce matin il accuse une démangeaison opiniâtre à la main et sa mère ne tarde pas à remarquer le gonflement qui existe en effet au lieu indiqué. Cette enflure n'ayant fait qu'augmenter, je me suis décidé à amener de suite mon enfant à la ville. »

Le mal semble être en effet à son début. Voici ses caractères : œdème emphysémateux de toute la partie dorsale de la main, intéressant légèrement les doigts, ne dépassant pas le poignet. Pas de crépitation, pas de changement de couleur à la peau. Sur le milieu de la face dorsale, on voit une pustule ronde, étendue comme la trace d'une piqûre de puce, mais brunâtre, surmontée d'une vésicule qui vient d'être percée avec une épingle, nous dit le père, et dont il est sorti une sérosité roussâtre. Autour de ce point on remarque une petite couronne blanche dont l'épiderme est soulevé et qui semble former un bourrelet dans lequel la pustule est enfermée. État général suivant : pouls à 113; l'enfant a vomi deux fois pendant la matinée; pandiculations et somnolence. Application immédiate du caustique de Vienne de manière à produire une escarre grande comme une pièce de deux francs. Le contact a lieu pendant dix minutes. Immédiatement après avoir enlevé la pâte, on en réapplique une nouvelle couche sur le centre seulement de cette escarre, c'est-à-dire sur le siége direct de l'inoculation. Compresses imbibées de décoction de quinquina avec addition d'alcool camphré ; diète, vin sucré, limonade citrique.

Le lendemain, nous allons voir le malade; les accidents généraux-passagers de la veille ont disparu, nuit bonne, pas d'appétit encore.

L'appareil est levé ; on trouve une légère diminution dans le gonflement œdémateux ; tout porte à croire que la maladie est enrayée.

Prescription. — La même que la veille.

Troisième jour. — Il n'existe plus le moindre gonflement; l'état général est parfait; on applique un morceau de diachylon sur l'escarre et on attend sa chute. Cette dernière a lieu après dix jours, pendant lesquels il ne se passe rien qui mérite d'être signalé. Une belle plaie vermeille lui succède et la cicatrisation se forme régulièrement.

OBSERVATION 2ᵉ. — *Pustule maligne située sur la lèvre inférieure. — Deux jours d'invasion. — Cautérisation mixte. — Guérison.*

Vassor, enfant âgé de sept ans, de la commune de Thiville, entre le 19 juillet à l'hôpital de Châteaudun pour y être traité d'une pustule maligne ayant son siége sur la lèvre inférieure.

Les débuts de la maladie remontent à deux jours. D'après les renseignements puisés près d'un membre de la famille, une démangeaison plutôt qu'une véritable douleur attirait, il y a quarante huit heures, les doigts de l'enfant au menton. Un léger gonflement de cette partie est constaté, et, sur la lèvre même, on remarque un petit point brunâtre qui semblait avoir été produit par la piqûre d'une puce. L'épiderme se soulève pendant la nuit et forme une phlyctène qui contient de la sérosité roussâtre. Le gonflement des parties voisines augmente, l'enfant est conduit à l'hôpital.

Ce que l'on observe en ce moment confirme le commémoratif. La phlyctène qui occupait le point central a disparu sous les doigts de l'enfant. Une tumeur pas trop volumineuse, mais dure, résistante, parfaitement circonscrite, de couleur rouge livide, occupe le centre de la lèvre. La houppe du menton et les tissus qui recouvrent le corps du maxillaire inférieur sont le siége d'un gonflement sans changement de couleur à la peau, sans crépita tion, présentant une résistance modérée, ne conservant que peu l'empreinte du doigt. — État général suivant : pouls à 115, dur, plein ; peau au-dessus de la température moyenne ; soif considérable, nausées, constipation.

Application du caustique de Vienne sur toute l'étendue de la tumeur. La pâte est enlevée après la dixième minute. On applique une pointe de feu sur le centre de la tumeur. L'escarre est recouverte d'un emplâtre fait avec : miel rosat, 30 grammes ; verdet en poudre. 4 grammes ; myrrhe, 2 grammes ; un jaune d'œuf, et que nous appellerons, une fois pour toutes, digestif animé. Des compresses imbibées de décoction de quinquina avec addition de camphre, recouvrent la partie inférieure de la face. Diète, limonade, potion avec décoction de quinquina acidulée.

Huit heures après l'opération, on ne remarque pas que l'œdème ait augmenté. Le lendemain matin, on peut constater qu'il a diminué sensiblement ; le noyau central a été détruit par l'escarre. La nuit a été bonne ; pouls à 102. L'enfant demande des aliments.

Prescription. — Bouillon matin et soir ; même potion que la veille.

Troisième jour. — Disparition presque complète de l'œdème ; l'état général ne laisse rien à désirer. On supprime la potion et les fomentations antiseptiques. Le douzième jour, l'escarre tombait et faisait place à une plaie de bonne nature.

OBSERVATION 3ᵉ. — *Pustule maligne située sur la joue gauche. — Quatre jours d'invasion. — Phénomènes généraux remarquables ; leur disparition immédiate après la cautérisation. — Sortie le neuvième jour.*

Fille Boinscou, servante de ferme, âgée de vingt-un ans, entre à l'hôpital de Châteaudun pour y être traitée d'une pustule maligne située sur la joue gauche.

La première manifestation du mal remonte à quatre jours. Pendant les premières quarante-huit heures, la joue est le siége d'une légère démangeaison ; mais le troisième jour, pendant la soirée, et le quatrième jour surtout, la jeune fille éprouve un malaise considérable, ne peut travailler, et se décide à entrer à l'hôpital.

On constate l'existence d'une tumeur lenticulaire, dure, résistante, déprimée au centre. De plus, elle est circonscrite par un rebord épais, d'une couleur très-peu foncée, et qui sert de point de départ à l'œdème emphysémateux qui occupe tout le reste de la joue, s'étend sous la région sous-maxillaire, et remonte jusqu'à la paupière inférieure.

Cette fois, l'état général est en rapport avec les phénomènes locaux : le pouls à 98 est très-développé et vibre fortement sous le doigt ; peau sèche, brûlante ; langue effilée, rouge à sa pointe et sur ses bords ; soif considérable, constipation, urines rares et briquetées.

On applique une large couche de caustique de Vienne sur toute la partie qui représente le foyer de la tumeur. La pâte reste en contact avec les tissus pendant dix minutes. Elle est enlevée, et, sur toute l'étendue qu'elle occupait, on applique immédiatement le cautère actuel. On détruit ainsi toute la tumeur ; elle est ensuite recouverte d'un emplâtre avec le verdet, la myrrhe et miel rosat. Application sur toute la joue de fomentations avec la décoction de quinquina.

Prescription. Diète, limonade, potion avec quinquina et camphre, vin sucré.

Amélioration presque immédiate. Six heures après l'opération, les accidents généraux avaient cessé. Nuit très-bonne.

Le lendemain, l'œdème de la joue gauche a beaucoup diminué ; la pustule est affaissée ; pouls normal, peau douce au toucher, plus de soif. La malade renaît à la confiance, ce qui ne laisse pas de faire grand contraste avec l'anxiété de la veille.

Prescription. La même que la veille. Bouillon matin et soir.

Troisième jour. Disparition complète de l'œdème qui avoisine la tumeur. Inflammation autour de cette dernière. L'escarre commence à se détacher le 6 août, et laisse apercevoir une plaie vermeille qui rentre dans les conditions ordinaires.

Sortie le 8 août, treizième jour de l'invasion.

OBSERVATION 4e. — *Pustule maligne siégeant sur la joue gauche avec un second point douteux sur la paupière inférieure du même côté. — Six heures d'invasion. — Cautérisation immédiate avec le fer rouge. — Traitement antiseptique. — Mort le neuvième jour.*

Lemesle, vingt-un ans, ouvrier mégissier, tempérament sanguin, avec les attributs de la plus belle santé, se présente à l'hôpital le 19 août, à deux heures de l'après-midi.

Dans la matinée du même jour, il a éprouvé une légère démangeaison sur la joue gauche. La paupière inférieure s'est œdématiée. Par ordre de son maître, il se présente à l'hôpital.

On examine et on reconnaît : 1° l'existence d'une pustule ressemblant à une piqûre de puce, tant par sa dimension que par le point central qu'on y remarque. Elle en diffère en ce qu'elle est plus foncée, qu'elle forme une très-légère saillie, et en ce qu'elle est entourée d'un petit bourrelet blanchâtre très-peu apparent. Il n'existe point de gonflement, point de rougeur sur la joue et au pourtour de ladite pustule. 2° La paupière inférieure gauche est le siége d'un œdème modéré qui ne gêne pas encore la vue. A la partie inférieure de la paupière, on observe un point irrégulier, un peu plus large que la tête d'une épingle, semblant être formé par l'éraillement de l'épiderme, et devant avoir une insignifiance parfaite pour le praticien inexpérimenté.

État général excellent : pouls normal, pas de soif, bon appétit ; le malade ne comprend pas comment on peut le retenir à l'hôpital pour si peu de chose ; cautérisation immédiate et profonde avec le fer conique rougi à blanc. On l'applique ainsi sur chacun des points qui sont considérés comme une pustule. Des larmes sortent de l'œil gauche ; un liquide semble s'échapper de la cautérisation inférieure, et fait croire à la perforation du conduit de sténon. On applique un emplâtre avec le verdet et la myrrhe sur chacun des points cautérisés.

Prescription. — Diète, limonade.

Le soir il existe un léger gonflement sur la joue gauche. On le considère comme le résultat de la cautérisation.

Deuxième jour. — Le matin, gonflement assez marqué de tout le côté gauche de la face ; les paupières sont imbriquées. Il existe une phlyctène sur le pourtour de la cautérisation inférieure. La sérosité qui en sort est incolore, et semble être le résultat de l'action du feu. Il en existe deux autres de même caractère, l'une au-dessous de la paupière, l'autre sur l'aile du nez. On donne écoulement de la sérosité ; pansement avec l'emplâtre ordinaire ; application de compresses imbibées de décoction de quinquina camphrée.

Le soir, le gonflement intéresse notablement le front et le cou ; l'autre côté de la face commence à se prendre également. Pouls à 73 ; peau à la température ordinaire ; pas de soif ; même pansement.

Prescription. — Bouillon matin et soir ; potion avec quinquina sec 2 grammes ; camphre 1 gramme ; sirop de limons.

Troisième jour. — Gonflement énorme qui intéresse les deux côtés de la face. Le cuir chevelu se soulève et donne au crâne une dimension considérable. Le cou est monstrueux ; l'œdème s'étend sur les parois de la partie inférieure de la poitrine. Tous les tissus qui sont le siége de ce gonflement sont d'une coloration naturelle, les paupières décolorées font exception. La chaleur de la peau, qui jusque-là avait été normale, est, ce matin, très-élevée, mordicante au dernier degré. Pouls plein, résistant à 84. Respiration embarrassée ; anxiété très-grande.

Prescription. — Même potion que la veille. Lavement avec décoction de quinquina et addition de camphre, 2 grammes.

Le soir. — Pouls déprimé à 92. La peau n'est plus acre comme le matin. Anxiété plus considérable encore que la veille. Respiration saccadée et ne s'effectuant que très-difficilement. Profondes inspirations souvent répétées. L'état local n'a fait, du reste, qu'empirer.

Cinquième jour. — La distension du cuir chevelu, du tissu cellulaire de la face et du cou sont à leur plus haut degré. Les points où les aponévroses prennent insertion sur le maxillaire forment des cavités, et tout le tissu cellulaire qui est autour fait de gros bourrelets. — On observe sur la tempe droite une nouvelle pustule. — Dyspnée plus marquée que la veille ; pouls à 102, presque insensible ; chaleur des extrémités au-dessous de la température normale. — On fait une incision cruciale sur la nouvelle pustule, en ayant soin de n'intéresser que les parties malades. Il ne s'écoule pas de sang. On saupoudre la plaie avec le deuto-chlorure de mercure. Pansement avec le verdet.

Mêmes prescriptions que la veille.

Des vomissements se déclarent à midi et se continuent tout le jour, toute la nuit, et ont lieu jusqu'au sixième jour au matin. Il n'y a point de coliques ; trois selles verdâtres ont lieu pendant cet espace de temps.

Sixième jour, matin. — Le gonflement semble avoir diminué ; la paupière droite s'ouvre, le malade voit et reprend confiance.

Cependant les paupières de l'autre côté sont le siége d'un gonflement énorme ; on presse légèrement sur elles, il en sort une quantité considérable de pus, qui prouve que l'œil est vidé. — La partie inférieure du cou offre plusieurs plaques rouge lie de vin, qui indiquent un arrêt dans la circulation. — La respiration ne s'effectue plus qu'à grand'peine. Pouls insensible, l'artère crurale permet à peine de percevoir un léger frémissement.

Au traitement de la veille, on ajoute des frictions mercurielles, répétées chaque quatre heures sur toute la face et le cou. — Il survient une rougeur très-considérable sur toute la peau qui en a été recouverte.

On cesse le septième jour. Mais déjà la gangrène est confirmée sur la paupière gauche, sur l'aile du nez du même côté. — Une large escarre s'observe dans la bouche, et ne laisse pas de doutes sur sa nature. Une tache lie de vin occupe toute la joue, s'étend sur le côté correspondant du cou, et annonce la perte de la vie dans ces tissus.

Le soir, même état.

Le huitième jour. — L'œdème occupe presque tout le tronc. — Impossibilité de percevoir le pouls ; la respiration est plus embarrassée encore que la veille. — Les extrémités ne se cyanosent cependant pas. — Grande agitation ; pas de délire. Mort pendant la nuit suivante.

OBSERVATION 5ᵉ. — *OEdème charbonneux des paupières.* — *Absence de pustule.* — *Nombreuses cautérisations.* — *Traitement antiseptique.* — *Décès le neuvième jour.*

Sadier, âgé de trente-sept ans, berger, tempérament sanguin, entre à l'hôpital de Châteaudun, pour y être traité d'un œdème des paupières.

Comme on le voit déjà, cette observation diffère essentiellement de celle qui la précède en ce sens que l'individu qui en fait le sujet semble n'être atteint de prime-abord que d'un simple œdème de la paupière supérieure.

M. le docteur Meunier, considérant que le malade en question est un berger, dont le troupeau est malade du sang de rate, se livre au plus scrupuleux examen et ne trouve pas la moindre trace de pustule. La paupière supérieure droite est le siége d'un œdème considérable, mais sans teinte livide, sans phlyctènes, ayant en un mot tous les caractères de l'œdème simple. Les parties voisines ne présentent rien de particulier à observer. L'état général est parfait.

Prescription. — Fomentations avec solution de sulfate de fer. — Limonade. — Quart matin et soir.

Deuxième jour. — Le matin, gonflement considérable; les paupières du côté droit sont imbriquées. Il existe à l'angle interne une tache d'un blanc terne, jaunâtre. M. le docteur Antoine est mandé en consultation. Il est décidé que le point en question est de nature douteuse, mais qu'en tenant compte de la profession du malade, de l'endémie qui règne et de la marche progressive de l'œdème, il doit être appliqué immédiatement une couche de pâte de Vienne sur le point en question. L'escarre une fois produite, on panse avec le digestif animé d'Orfila.

Six heures plus tard, légère turgescence, suite de la brûlure.

Prescription. — Application d'une nouvelle couche de digestif. — Fomentations avec la décoction de quinquina. — Limonade citronnée. — Potion avec extrait sec de quinquina, 3 grammes; camphre, 20 centigrammes; sirop d'écorces d'orange. 30 grammes; eau, 120 grammes.

Troisième jour. — Le matin, paupière supérieure légèrement affaissée. teinte livide bien marquée sur la plus grande partie de son étendue; gonflement œdémateux, occupant tout le côté droit de la face et remontant sur le front jusqu'à la suture pariétale. Une ou deux plaques jaunâtres, présentant le même aspect que celle qui a été observée la veille à l'angle interne de l'œil, existe sur l'étendue des parties gonflées. Pouls légèrement développé, peau à la température normale. Nouvelle consultation. Il est décidé qu'on doit porter le fer rouge 1° sur la partie de la paupière qui commence à se sphacéler, 2° sur les points douteux qu'on vient de remarquer, 3° sur les limites des parties saines avec celles qui sont emphysémateuses.

On exécute et l'on panse avec décoction de quinquina, et alcool camphré. Même potion, même tisane que la veille.

Quatrième jour. — Le matin, il y a une progression évidente dans les accidents locaux; les paupières sont totalement gangrénées du côté droit. Une ligne de démarcation semble exister sur plusieurs points. entre les parties malades et celles qui ne sont pas envahies par l'œdème. Mais en beaucoup d'autres, le mal a dépassé les limites qu'on avait voulu lui imposer la veille avec le fer rouge. Pour la première fois, des symptômes généraux se manifestent : faiblesse générale, pandiculation, pouls déprimé.

Prescription. — Bouillon matin et soir, lavement avec camphre, 3 grammes.

Le soir, l'œdème a envahi la poitrine et en gêne les mouvements; aussi la respiration éprouve-t-elle un commencement d'embarras. Pouls plus déprimé encore que le matin, légère anxiété du malade.

Cinquième jour. — Augmentation de tous les accidents locaux et généraux. On tente d'arrêter le développement de l'œdème par l'application d'un vésicatoire volant.

Même prescription que la veille.

Sixième jour. — Même état local. Un frisson est survenu pendant la nuit, à la suite duquel une abondante transpiration a eu lieu. Pouls déprimé et lent.

Prescription. — On donne deux lavements avec camphre, 3 grammes, et sulfate de quinine, 5 décigrammes ; 3 bouillons avec légère semoule, quart de vin de Bordeaux.

Septième jour. — L'emphysème s'étend de plus en plus. L'œil gauche est recouvert par les paupières qui, de leur côté, sont le siége d'un emphysème, en tout point semblable à celui qui existait, il y a sept jours, sur l'œil droit. État général mauvais : sueurs abondantes, circulation ralentie, se percevant à peine à la radiale.

Le soir, l'état est pire encore. Le gonflement s'étend jusqu'à l'abdomen, le bras droit est gonflé, les paupières du côté gauche se sphacèlent, les extrémités se cyanosent, la respiration s'embarrasse de plus en plus ; en un mot, tout fait présager une fin prochaine.

Huitième jour. — La circulation semble ne plus s'effectuer que dans le centre de l'économie. Délire vague, gonflement énorme de presque tout le corps, mort le lendemain, neuvième jour, à quatre heures du matin. Impossibilité de faire l'autopsie.

Nous croyons devoir reproduire dès à-présent plusieurs considérations que nous avons entendu émettre par M. le docteur Meunier, à l'occasion du décédé qui fait le sujet de la cinquième observation.

A quelle affection avons-nous eu à faire, se demande le très-honorable et très-éclairé praticien? Aujourd'hui que les faits sont accomplis, on ne peut douter que nous ayons eu à traiter une affection maligne, identique à celles qui se présentent annuellement dans nos salles à la même époque. Mais, si nous nous reportons au premier jour de l'entrée de cet homme à l'hôpital; si nous nous rappelons que Sadier ne présentait, pendant les premières vingt-quatre heures, qu'un gonflement de la paupière supérieure, en tout point identique à un simple œdème de ce voile, on comprendra que nous ayons dû faire de la médecine expectative; on le comprendra bien mieux encore, si on se souvient qu'il y a huit jours, il y avait dans nos salles une femme qui présentait, quant au début du mal, l'analogie la plus frappante, on peut dire l'identité de ressemblance la plus

parfaite avec le début de l'affection à laquelle a succombé
le malade. Et cependant, dans le premier cas, le mal
a disparu promptement sous l'influence de quelques résolutifs ; dans le second, il a emporté le malade, après avoir
résisté à une médication très-énergique.

Quelle sera donc à l'avenir la règle de conduite à tenir
lorsqu'il se présentera un cas nouveau d'œdème des paupières, sans pustule ni sans traces d'une affection septique ? Elle ne pourra être autre que celle qui a été pré-
cédemment tenue. Car, si l'affection maligne demande à
être prise dès le début, pour offrir des chances de guérison, on ne doit pas perdre de vue aussi que la cautérisation des paupières est une opération très-sérieuse, tant
par les dangers qu'elle fait courir aux organes de la vue
que par la difformité qu'elle entraîne à sa suite. On ne
doit donc pas la pratiquer prématurément, sans y être
autorisé par une indication formelle qui, malheureuse-
ment, arrive toujours tard et ajoute une gravité énorme
à une affection qui déjà en a tant par elle-même.

Voici la seconde fois qu'un cas semblable se présente
dans la pratique de M. le docteur Meunier. Au commencement de la saison, ce praticien a été appelé à donner
ses soins à une femme de la campagne, chez laquelle il
n'existait d'abord qu'un simple œdème des paupières,
sans la moindre trace de piqûre ; puis un point jaunâtre
s'est formé et a fait croire à un œdème gangréneux. Mais
l'extension énorme qu'a pris le mal et la mort qui est
survenue le dixième jour, après une enflure générale et
des symptômes de l'adynamie la plus marquée, ne peuvent laisser de doutes à ce sujet.

D'où peuvent donc provenir ces faits qui semblent sortir de la loi ordinaire ? Si des symptômes généraux avaient
précédé l'état local ou même l'avaient accompagné, nous
serions tenté de croire que l'œdème malin n'a été que la
manifestation d'une fièvre charbonneuse, mais il n'en est
rien. Il faut donc admettre que tandis que le berger Sa-

dier dépouillait des brebis mortes de la maladie régnante, il aura porté sur ses yeux ses mains imprégnées de sang, et que le voisinage des muqueuses aura favorisé l'absorption du virus.

M. le docteur Ery, qui exerce à Bonnevalle depuis trente ans, a été à même de voir souvent des cas semblables se présenter dans sa pratique.

Pour ce praticien, l'apparition d'une teinte jaunâtre sur la paupière œdématiée, est le signe auquel il reconnaît la nature spécifique de la maladie; c'est le signal qu'il attend pour intervenir d'une manière énergique.

Cette conduite, qui est peut-être la plus prudente, dans un pays et dans la saison où règnent les affections charbonneuses, n'est cependant pas exempte de danger. En voici un exemple, que nous a cité M. le docteur Raimbert, à l'appui de cette opinion.

Il y a deux ans, une jeune fille entre à l'hôpital avec un œdème très-considérable des paupières d'un côté. On applique des résolutifs, l'œdème ne diminue pas. Bientôt on observe une tache jaunâtre sur l'angle interne de l'œil; on croit à une affection charbonneuse et on va agir en conséquence. Mais un confrère entre dans la salle et reconnaît l'enfant comme lui ayant donné ses soins deux jours avant pour une piqûre d'abeille. On s'abstient de cautériser; le point jaunâtre se gangrène d'une manière très-limitée, l'œdème disparaît et la guérison a lieu.

On le voit donc, le signe distinctif que nous voudrions assigner à l'œdème charbonneux, n'est autre que celui de la gangrène des paupières, et l'on ne peut dire comment on distinguera l'une de l'autre, au début, ces deux maladies, si dissemblables cependant quant à leur terminaison.

Tel est un point très-important de thérapeutique, qui n'est pas encore éclairé.

Observation 6ᵉ. — *Pustule maligne sur la région coro-
nale, au-dessus du sourcil droit. — Application du
caustique de Vienne. — Guérison.*

Babu, trente-trois ans, marchand de peaux à Thiville, entre à
l'hôpital de Châteaudun pour y être traité d'une pustule maligne
ayant son siége sur le front. Ici, comme dans la plupart des cas,
il n'y a point d'accidents généraux et cependant les débuts de la
maladie remontent à cinq jours.

En ce moment, il existe une tumeur rouge livide, déprimée à
son centre, ayant très-probablement été surmontée d'une phlyctène qui a fait place à la tache gangréneuse qui s'observe. L'œ-
dème emphysémateux a envahi tout le front, s'étend jusque sur
la tempe gauche et donne un léger boursoufflement à la paupière
supérieure.

On applique le caustique de Vienne et on produit une escarre
qui a les dimensions d'une pièce de cinq francs. Pansement avec
l'emplâtre antiseptique d'Orfila.

Le lendemain on constate que la maladie n'a pas fait de progrès : l'emphysème, dont le front et une partie de la face sont le
siége, semble avoir fait un mouvement rétrograde. Il ne s'est point
formé de phlyctènes sur d'autres points. Le pouls est le même
que la veille ; point de nausées, appétit marqué.

Le lendemain, le gonflement a presque totalement disparu, l'escarre se détache le neuvième jour. Babu quitte l'hôpital le lendemain, dixième jour de son entrée, quinzième jour de sa maladie.

Observation 7ᵉ. — *Pustule maligne ayant son siége
sur la région sous-claviculaire droite. — Trois jours
d'invasion. — Cautérisation avec le fer rouge. —
Guérison.*

Fréon, âgé de vingt-huit ans, domestique de ferme à Saint-
Maur, entré à l'hôpital le 18 mai pour y être traité d'une pustule
maligne située sur la région sous-claviculaire droite.

Il y a trois jours qu'une démangeaison opiniâtre s'est fait res-

sentir sur la poitrine ; Fréon y porte la main et ne tarde pas à
s'apercevoir de l'existence d'un gonflement qui explique la cause
de cette sensation particulière. Bientôt une tumeur se développe ;
des phlyctènes se forment, et le malade entre dans cet état à l'hôpital.

Voici ce que l'on observe : teinte jaunâtre qui occupe l'espace
compris entre la clavicule et le téton droit. A sept centimètres
au-dessous de la clavicule, il existe un point proéminent d'où semble s'irradier le gonflement voisin. Là on observe une tumeur de
la grosseur d'un œuf de pigeon, d'une dureté assez grande, viola-
cée, présentant une érosion qui laisse peu de doutes sur l'existence préalable d'une phlyctène. A l'aide des doigts on peut
circonscrire cette tumeur et constater son peu de mobilité. Le
gonflement du tissu cellulaire voisin est œdémateux et fait disparaître la saillie formée par la clavicule. Les doigts perçoivent de
l'élasticité ; ils laissent une légère trace blanche à la suite de leur
contact. L'état général ne dénote rien ou peu de chose de particulier : température normale de la peau, pouls régulier à 74, langue normale, soif modérée, rien à signaler du côté des voies di-
gestives.

On a immédiatement recours au cautère actuel en circonscri-
vant d'abord la tumeur par une couronne de pointes de feu, puis
en l'attaquant dans son centre même et en la détruisant totalement.

Des compresses imbibées de décoction de quinquina recouvrent
immédiatement la plaie et toutes les parties envahies par l'œ-
dème.

Prescription. — Diète, limonade ; potion avec quinquina et camphre, 1 gramme.

Deuxième jour. — L'appareil est levé, on ne trouve pas qu'il y
ait augmentation dans le gonflement signalé la veille ; même état
général, mêmes prescriptions ; on donne un bouillon matin et
soir.

Troisième jour. — On constate une diminution considérable
dans l'œdème qui occupait le haut de la poitrine. La tumeur est
affaissée et se trouve entourée d'un cercle franchement inflam-
matoire.

Quatrième jour. — Amélioration plus sensible encore que la
veille ; état général ne laissant rien à désirer. Le cercle qui borne
la tumeur est d'un rouge vif et fait présager une suppuration prochaine ; le malade accuse de l'appétit.

On supprime les fomentations et on applique l'emplâtre digestif d'Orfila sur l'escarre. Limonade ; quart matin et soir.

Cinquième jour. — Commencement de suppuration, l'escarre
commence à se détacher le septième jour, et le malade ne tarde
pas à sortir de l'hôpital.

OBSERVATION 8ᵉ. — *Pustule maligne située sur la tempe gauche. — Deux jours d'invasion. — Cautérisation mixte. — Guérison.*

Chermois, tanneur, âgé de vingt-sept ans, d'une bonne constitution, est entré le 17 juillet à l'hôpital pour y être traité d'une pustule maligne située sur la tempe gauche.

Une phlyctène, de la dimension d'une pièce de cinquante centimes, surmonte une tumeur qui n'a pas pris un grand développement, mais dont la dureté est remarquable, ce qui s'explique par le peu d'extensibilité des tissus. OEdème s'étendant sur une partie de la joue gauche et remontant dans le cuir chevelu. L'état général ne présente rien à signaler. Application du caustique de Vienne pendant huit minutes. On enlève la pâte ; l'escarre a des dimensions qui dépassent celles d'une pièce de cinq francs. On enfonce profondément un cautère conique dans le centre même de la tumeur. Pansement avec l'onguent digestif d'Orfila. Diète, potion cordiale, limonade citronnée.

Quarante-huit heures suffisent pour que le gonflement ait complétement disparu. L'escarre est isolée le neuvième jour. Chermois sort le lendemain de l'hôpital ; trois semaines après, nous le rencontrons ; il est parfaitement guéri.

OBSERVATION 9ᵉ. — *Pustule maligne située sur la région carotidienne inférieure. — Cautérisation avec la pâte de Vienne. — Guérison.*

Clément, berger à Valinville, âgé de quatorze ans, tempérament sanguin, se présente à l'hôpital le 2 août ; il porte une pustule maligne au cou.

Il y a vingt-quatre heures que le mal s'est manifesté pour la première fois. Toute la partie inférieure du cou est le siége d'un léger gonflement. L'œdème qui s'y observe ne s'étend pas sur la poitrine. Au-dessus du sternum, on remarque un point central, noyau d'engorgement de la forme d'une lentille, mais avec des dimensions d'un centimètre de diamètre. On constate de la dureté, de la mobilité et une facilité très-grande à circonscrire cette tumeur avec les doigts.

L'état général ne présente rien de particulier à signaler.

Application d'une forte couche de pâte de Vienne sur le point central. Le contact a lieu pendant douze minutes. Pansement avec l'onguent digestif d'Orfila.

Deuxième jour. — Le gonflement est le même que la veille, ou du moins n'a pas changé d'une manière sensible. A côté de la tumeur, on observe un point jaunâtre, sur lequel semble vouloir se former une phlyctène. On applique le fer rouge sur ce point douteux. Même pansement, même prescription que la veille.

Troisième jour. — Même état que la veille ; on n'observe pas de nouvelles phlyctènes. État général très-bon.

Prescription. — Bouillon matin et soir. Même pansement.

Quatrième jour. — Le gonflement a sensiblement diminué. Le septième jour, le malade sort de l'hôpital, avant que les escarres soient tombées.

OBSERVATION 10ᵉ. — *Pustule maligne située au cou (région trachéale), quarante-huit heures d'invasion. — Incision de la tumeur. — Cautérisation avec le deutochlorure de mercure. — Cautérisations multiples avec le fer rouge. — Accidents généraux. — Délire. — Mort le onzième jour de la maladie.*

Andromaque, enfant trouvé, domestique, âgé de vingt-cinq ans, demeurant à Flacé, travaille dans une ferme dont les moutons meurent en grand nombre du sang de rate. Le berger du troupeau est atteint d'une pustule maligne, et Andromaque ne tarde pas à s'apercevoir que lui-même est atteint du même mal.

Quarante-huit heures se passent entre l'invasion de la maladie et les premiers soins réclamés. M. le docteur Ery de Bonneval fait une incision cruciale sur la tumeur, et couvre la plaie d'une quantité de deutochlorure de mercure, qu'on évalue approximativement à 5 grammes. Ceci fait, le malade retourne chez son maître, et y reste pendant deux jours sans recevoir d'autres soins. Le mal fait des progrès; Andromaque se décide à entrer à l'hôpital de Châteaudun, le 24 juillet, cinquième jour de la maladie.

Voici ce qu'il présente à l'observation : pouls plein, 90 à la minute ; peau sèche, un peu au-dessus de la température normale ; soif modérée, langue normale. Rien à signaler du côté des selles et des urines. Après avoir débarrassé la plaie de ce qui la recouvre, on voit une tumeur déjà très-étendue qui présente à son centre une escarre de la dimension d'une pièce de cinq francs. Tout son pourtour est dur, résistant, et peut se limiter facilement avec les doigts.

Un œdème considérable existe au cou, et siége surtout dans l'espace compris entre le bord du sterno-mastoïdien et le larynx.

En-dessous de la pustule, il existe un œdème emphysémateux considérable qui s'étend sur la région thoracique jusqu'au niveau de la cinquième côte. Ce gonflement du tissu cellulaire et de la peau présente une légère décoloration en deux endroits. Partout il existe une élasticité particulière qui fait éprouver une sensation d'engourdissement, d'étranglement à toute la partie œdématiée.

Traitement. — On porte trois cautères coniques sur le siége du mal, en ayant soin de circonscrire par une couronne de feu les limites de la tumeur. Fomentations avec la décoction de quinquina; potion antiseptique. Le soir, on n'observe pas d'augmentation dans l'œdème circonvoisin; on en tire un présage heureux. Cette amélioration, si on peut l'appeler ainsi, ne se continue pas : la nuit suivante s'est passée sans sommeil.

Deuxième jour. — Pouls à 89, anxiété, soif; langue saburrale, rouge sur les bords; constipation, urines briquetées, peau sèche. La tumeur a passé les limités de la cautérisation; l'œdème surtout s'est étendu à la partie antérieure du cou et lui a donné un volume considérable. Nouvelle cautérisation sur la tumeur et sur ses limites. On la recouvre de fomentations avec la décoction suivante : quinquina, 30 grammes; eau, 250 grammes; eau-de-vie camphrée, 120 grammes; sel marin, 15 grammes; vin de quinquina à l'intérieur, lavement camphré à 2 grammes.

Troisième jour. — Pouls petit, déprimé, peau froide, soif très-considérable, anxiété, malaise général. La tumeur a pris une étendue plus considérable encore; il en est de même des parties œdématiées, ces dernières sont couvertes çà et là de phlyctènes roussâtres limitées par une teinte noire de mauvais augure. On cautérise chacun de ces points; on prescrit le même traitement que la veille.

Quatrième jour. — Pouls à 108, très-déprimé, peau froide, soif inextinguible; le malade accuse des douleurs d'entrailles très-prononcées; il y a eu deux vomissements, fréquents besoins d'aller à la selle. De nouvelles phlyctènes se sont formées depuis la veille autour de la pustule primitive. L'œdème a pris une grande extension; elle occupe aujourd'hui toute la partie antérieure de la poitrine et descend jusqu'à la région épigastrique; le cou présente un gonflement plus considérable encore que la veille.

Prescription. — Diète, vin cordial, potion avec camphre et quinquina.

Cinquième jour. — Pouls inappréciable, dyspnée très-alarmante, sueurs colliquatives abondantes, anxiété extrême, délire obscur; gonflement énorme de toutes les parties atteintes; apparitions nombreuses de nouvelles phlyctènes. Le malade succombe à quatre heures, dixième jour de l'invasion de la maladie.

Cette observation confirme en plusieurs points ce que nous avons lu dans les classiques et ce que souvent nous avons entendu dire à nos confrères de Châteaudun.

La pustule maligne au cou implique, par le seul fait de ce siége, une gravité énorme. « Depuis quatorze ans que j'exerce dans ce pays, nous disait M. le docteur Antoine, j'ai vu une seule fois se terminer heureusement une pustule maligne siégeant à la partie antérieure du cou. » D'où vient cette rareté? Énaux et Chaussier la signalent. Boyer en parle également et s'en explique ainsi : « La pustule qui attaque le cou n'est pas moins dangereuse, à cause de la compression qu'éprouvent l'œsophage et la trachée-artère. » — La raison que donne l'immortel chirurgien est incontestablement bonne, mais elle n'explique pas pourquoi la cautérisation est si souvent impuissante à limiter le mal lorsqu'il affecte le cou. Peut-être le voisinage des gros vaisseaux ôte-t-il de la hardiesse au praticien lorsqu'il cautérise. Ou bien encore la présence des vaisseaux absorbants qui abondent au cou, et leur proximité près du centre de la circulation constituent-ils une voie facile au virus qui se trouve ainsi promptement absorbé. Cette dernière raison nous semble préférable.

Cette observation justifie également ce que nous avons souvent entendu dire, à savoir que le pronostic devient très-grave dès lors que l'œdème a continué à s'étendre après les premières cautérisations. Il est rare qu'on se rende maître du mal s'il n'a été enrayé dès la première tentative.

Les coliques, les selles abondantes, les vomissements qui sont survenus quarante-huit heures avant la mort, tiennent-ils à l'absorption du bichlorure? Il y avait six jours que ce médicament avait été appliqué lorsque les premiers phénomènes observés du côté du tube digestif se sont produits. Cette hypothèse n'est donc pas probable. Il n'est pas rare, du reste, d'observer un état analogue, quoique moins prononcé, dans les derniers moments de ceux qui succombent à la pustule maligne. — Impossibilité matérielle de faire l'autopsie.

OBSERVATION 11e. — *Pustule maligne située sur la partie externe et antérieure de l'avant-bras. — Trois jours d'invasion. — Incision cruciale. — Application du deutochlorure de mercure. — Grande réaction locale. — Guérison.*

Fille Ivon, âgée de dix-neuf ans; constitution sanguine; travaille la laine et les peaux de moutons; se présente, le 26 septembre au soir, chez M. le docteur Raimbert. Elle porte sur la partie externe et antérieure de l'avant-bras gauche une pustule qui présente les caractères suivants : phlyctène blanchâtre de la dimension d'une pièce de vingt sous, ayant à son centre un point rond, ombiliqué, plus gros que la tête d'une épingle, ayant à sa circonférence un bourrelet rouge vif, entouré lui-même d'une auréole blanchâtre sur laquelle se remarquent çà et là plusieurs petites phlyctènes. Tout l'avant-bras est œdématié, ainsi que la main. Incision cruciale et profonde de la pustule; du sang s'écoule en assez grande abondance; on l'arrête au moyen d'un linge mouillé et d'une légère compression. Application de quatre grammes de deutochlorure de mercure dans la plaie et sur ses bords. On recouvre le tout d'une forte couche de pâte de froment; compresses mouillées autour du membre.

Deuxième jour. — Le matin, plusieurs phlyctènes se sont formées autour du foyer principal; elles sont ouvertes; sur la surface dénudée, on applique du deutochlorure de mercure. Chaleur à la peau; pouls à 88.

Prescription. — Bouillon matin et soir, compresses vinaigrées sur le membre.

Le soir, phlyctène blanchâtre autour de la plaie, phlyctène roussâtre non loin de là. Cette dernière seule est ouverte; le liquide qu'elle renferme est recueilli et examiné au microscope. Il a les caractères de la sérosité ordinaire, et contient quelques globules sanguins. L'œdème est toujours aussi considérable; un érythème assez intense occupe tout l'avant bras ; on supprime les compresses vinaigrées.

Troisième jour. — Le matin, les phlyctènes sont affaissées, mais le bras est rouge, chaud ; il y a une très-vive réaction, 102 pulsations.

Prescription. — Cataplasme sur tout le membre supérieur; onguent de la mère sur l'escarre. Diète, limonade le soir; même état, même traitement.

Quatrième jour. — La rougeur de l'avant-bras a presque disparu; le membre reprend de la souplesse; plus de phlyctènes ; pouls à 82; même prescription que la veille.

Cinquième jour. — Disparition de l'œdème érythémateux ; état général satisfaisant; un travail d'élimination se prépare autour de l'escarre. Le 1er octobre, tout donne à espérer que rien n'entravera la guérison.

DES CONDITIONS

LA MALADIE SE DÉVELOPPE

Si l'on observe quelles sont les conditions dans lesquelles se trouvent les individus atteints de la pustule maligne, on verra presque toujours que ce sont des bergers, des garçons de ferme, des bouchers; où bien encore des tanneurs, des mégissiers, des marchands de laines, etc., tous appartenant à des professions qui ont une corrélation entre elles. Cette première remarque fait pressentir que le voisinage des troupeaux, que le contact des bêtes malades ou celui de leurs dépouilles ne sont pas étrangers au développement de la pustule maligne.

D'ailleurs, l'affection ne sévit jamais plus communément que pendant les épizooties charbonneuses, et alors que les troupeaux de moutons, décimés par le sang de rate, laissent çà et là dans la plaine, et surtout au voisinage des habitations, les débris des animaux qui ont succombé.

Si on observe d'autre part que, presque toujours, c'est à la face, au cou, aux extrémités des membres, c'est-à-dire sur les parties découvertes et exposées à l'action immédiate des agents extérieurs, que la pustule maligne se développe, et qu'enfin cette dernière débute presque toujours par une petite tache qui rappelle la piqûre d'un insecte, et que les progrès du mal se font de dehors en dedans, on sera conduit à admettre que la maladie dont nous nous occupons n'est autre chose que le résultat de l'inoculation d'un virus, d'une substance septique qui provient des animaux chez lesquels l'épizootie se fait ressentir.

Ce sont ces considérations qui ont conduit plusieurs praticiens à faire une série d'expériences et à prouver irrévocablement que la pustule maligne chez l'homme, que le sang de rate chez le mouton, que la fièvre charbonneuse chez nos grandes espèces domestiques, ne sont que des formes différentes d'une même affection, ne sont que des révélations multiples d'un même mal. Ces expériences appartiennent à MM. les Membres de l'Association médicale de Chartres et sont consignées dans les comptes rendus de 1852. Nous n'en rapporterons que le résumé :

27 inoculations de pustule maligne de l'homme ont eu lieu sur divers animaux, savoir : 15 moutons, 3 vaches, 1 cheval, 2 chiens, 2 lapins, 4 hommes. Total, 27.

Ont succombé : 10 moutons.

Ont résisté : 5 moutons, 3 vaches, 1 cheval, 2 chiens, 2 lapins, 4 hommes.

Il n'est pas nécessaire de dire que les inoculations n'ont été pratiquées que chez les hommes qui étaient préalablement atteints de pustule maligne.

46 inoculations de sang de rate ont eu lieu à différents degrés et sur plusieurs espèces animales, savoir : 22 moutons, 8 vaches, 4 chevaux, 4 chiens, 3 lapins, 2 poulets, 2 canards, 1 pigeon. Total, 46.

Ont succombé : 20 moutons, 1 vache, 2 chevaux, 3 lapins. Total, 26.

Ont résisté : 2 moutons, 7 vaches, 2 chevaux, 4 chiens, 2 poulets, 2 canards, 1 pigeon. Total, 20.

30 inoculations de fièvre charbonneuse du cheval ont été pratiquées sur diverses espèces animales, savoir : 10 moutons, 3 che-

vaux, 3 vaches, 3 chiens, 5 pigeons, 3 canards, 3 poulets. Total, 30.

Ont succombé : 6 moutons, 2 chevaux, 1 poulet. Total, 9.

Ont résisté : 4 moutons, 1 cheval, 3 vaches, 3 chiens, 5 pigeons, 3 canards, 2 poulets. Total, 21.

34 inoculations de maladie de sang de vache ont eu lieu chez diverses espèces animales, savoir : 15 moutons, 4 chevaux, 9 vaches, 2 chiens, 4 lapins. Total, 34.

Ont succombé : 9 moutons, 1 cheval, 2 lapins Total, 12.

Ont résisté : 6 moutons, 3 chevaux, 2 lapins, 9 vaches, 2 chiens. Total, 22.

Une seule expérience de transfusion a été pratiquée de cheval à cheval et a été suivie de mort.

Trois expériences de contact ont eu lieu, deux ont été suivies de mort.

L'alimentation de l'homme et des animaux avec les débris cadavériques d'animaux charbonneux semble ne produire aucun effet malfaisant.

LA PUSTULE MALIGNE

On le voit donc, il existe dans la Beauce une maladie endémique, de nature gangréneuse, qui se développe tantôt chez les bêtes, d'une manière spontanée, qui, chez l'homme, au contraire, est le résultat de l'inoculation d'un virus septique provenant des animaux malades ou des débris cadavériques de ces mêmes animaux.

Quant aux causes occasionnelles, au mécanisme par lequel l'inoculation a lieu, il est souvent facile de le démontrer; d'autres fois, il échappe à l'investigation la mieux dirigée.

Cependant, lorsqu'on examine la forme primitive des pustules qui se sont déclarées sans qu'elles soient accompagnées d'une plaie ou d'une excoriation, on est très-porté à admettre que la piqûre ou même que le simple contact de l'une des mouches qui abondent sur les débris des moutons, suffit pour amener ces désordres.

C'est, du reste, pendant les journées les plus chaudes de l'année, et alors que ces insectes sont à leur plus haut degré de vigueur, que nous avons vu se présenter à la fois le plus de cas de pustule maligne.

Il est rare que le médecin soit appelé au début même

de la maladie : presque toujours la pustule a été grattée, et l'ampoule qui la recouvrait primitivement se trouve détruite.

Le deuxième degré s'observe beaucoup plus souvent. Ainsi, le sujet de notre 1re observation et celui de la 4e, en sont chacun un exemple.

Le troisième degré est celui pendant lequel les malades réclament le plus communément les secours de l'art. C'est du deuxième au quatrième jour que surviennent les accidents qui le constituent. C'est pendant cette période que les sujets des observations n° 2, n° 6, n° 7, n° 8, n° 9, se sont présentés à l'hôpital.

Les accidents généraux ne surviennent que vers le cinquième jour; si la maladie est enrayée avant cette époque, il n'y en a pas.

Ces derniers semblent être d'abord le résultat d'une action mécanique, le plus souvent de la compression que l'œdème emphysémateux produit sur les organes de la respiration.

Puis, dans les derniers temps de l'affection, des phénomènes ataxiques se produisent, en même temps que des pustules secondaires, en apparaissant, révèlent l'existence d'un empoisonnement général.

Lorsque la maladie a une issue funeste, c'est toujours du neuvième au onzième jour que nous avons vu succomber le malade. Cependant, les exceptions à cette règle ne sont pas rares. M. Raimbert a vu, l'année dernière, une pustule maligne, au cou, entraîner la mort en moins de trois jours. M. Ery de Bonneval a vu différentes fois les malades succomber en moins de vingt-quatre heures.

Lorsque la maladie est enrayée, il arrive parfois qu'elle progresse après être restée stationnaire pendant un, deux et même trois jours. Mais, lorsque l'œdème a sensiblement diminué, il est bien plus rare de voir apparaître une recrudescence.

DIAGNOSTIC.

C'est surtout au début de la maladie qu'il importe de bien distinguer la pustule maligne et de ne pas la confondre avec le furoncle ou l'anthrax. Les auteurs parlent peu des caractères qui distinguent ces affections, et, cependant, elles peuvent être confondues. Ces deux dernières tumeurs s'accompagnent souvent d'un gonflement considérable qui s'irradie du centre même de la tumeur. Mais ce gonflement est d'un rouge vif, a les caractères franchement inflammatoires, tandis que, dans la pustule, l'enflure circonvoisine a les caractères de l'emphysème, à part la crépitation. Puis il existe autour de la pustule maligne, à son début, un rebord, un bourrelet blanchâtre, qui n'existe jamais autour des deux autres tumeurs.

PRONOSTIC

Le pronostic différencie essentiellement, d'après le siége qu'occupe le mal. Si la pustule existe sur un point des paupières, ou bien si, par suite de l'absorption de la peau, il survient sur ce point un emphysème malin, comme cela a eu lieu chez les sujets des 4ᵉ et 5ᵉ observations, il faut s'attendre à ne pouvoir enrayer la maladie que bien difficilement, et si on obtient ce résultat, ce ne sera jamais qu'aux dépens de désordres considérables, qui intéressent plus ou moins les organes de la vue.

La pustule maligne, qui siége à la partie antérieure du cou, est au moins aussi dangereuse ; nous en avons, du reste, parlé à la suite de la 7ᵉ observation.

On n'ignore pas, dans les campagnes, toute la gravité qu'impliquent ces différents siéges ; aussi plusieurs rebouteurs de la Beauce refusent-ils d'entreprendre la cure des individus qui en sont atteints. On dit vulgairement que le charbon sur la veine (pustule sur la partie antérieure du cou), et que le charbon blanc ou le phlamon (œdème gangréneux et septique des paupières), sont incurables.

TRAITEMENT PROPHYLACTIQUE.

Si on se représente que, dans un rayon d'une lieue, et pendant une période de quatre mois, trente personnes ont été atteintes de pustule maligne (sans compter celles qui ont été traitées par les charlatans, les rebouteurs et autres), et que, malgré les soins les mieux entendus, six ont succombé, on comprendra, qu'il importe avant tout, de prévenir un mal dont les effets sont si désastreux.

La haute administration a pris, et avec raison, des mesures très-énergiques pour préserver les populations des effets de la rage ; elle ne saurait manquer d'en prendre également bientôt contre une maladie qui fait annuellement plus de victimes dans le pays Chartrain et dans le Dunois, que la rage n'en fait dans toute la France.

Les deux maladies que je mets en parallèle ont cela de commun, que toutes deux se révèlent spontanément chez les animaux, et que l'homme n'en est presque exclusivement atteint que secondairement, et alors qu'il y a eu contact immédiat avec les restes des animaux qui ont succombé à une fièvre charbonneuse.

Tout homme éclairé, qui aura suivi la question, sera forcé de reconnaître que le voisinage d'une bête fauve offre bien moins de danger pour les hommes et pour les bestiaux, que n'en cause un mouton crevé du sang de rate, et qu'on laisse exposé à l'air.

Si donc, jusqu'à ce jour, on s'est beaucoup préoccupé d'écarter le premier danger, on ne doit plus négliger, à l'avenir, de faire disparaître le second, puisque les causes sont aujourd'hui bien connues.

Je me contenterai de formuler brièvement quelques conseils sur les moyens prophylactiques de cette affection. Ils se résument à ceci :

Ne pas laisser exposés à l'air les moutons qui ont succombé au sang de rate. Faire de même à l'égard des chevaux et des bœufs qui sont morts de la fièvre charbonneuse.

Défendre expressément d'enlever la peau de ces mêmes bêtes et de les vendre, comme on défend partout de livrer à la consommation les substances pernicieuses qui font courir des chances de mort à ceux qui s'en servent.

Empêcher les chiens de berger de manger les animaux qui ont succombé ; car, s'ils peuvent impunément se nourrir ainsi, il arrive souvent qu'en quittant leur pâture ils reviennent au logis où, par un attouchement quelconque, ils peuvent entretenir un mal à l'extinction duquel tout doit tendre.

Ne pas se contenter de faire enterrer les moutons crevés sous quelques pouces de terre, comme cela se fait parfois : ce moyen est impuissant à empêcher les chiens de déterrer ces débris et de les exposer de nouveau à l'air. Mais il faut obliger tous les cultivateurs, au commencement de chaque été, à faire creuser une fosse de trois à quatre mètres de profondeur, destinée à recevoir les moutons morts du sang de rate. Ces derniers seront recouverts d'une couche de chaux et d'une couche de terre.

Les agents de la force publique verbaliseront lorsqu'il y aura contravention à ces ordres. Il sera infligé une forte amende à celui qui, par sa négligence, mettra en danger la vie de ses semblables.

Nous croyons devoir conseiller aux bergers, équarisseurs, etc., qui peuvent avoir les mains imprégnées de matières corrompues, de se laver immédiatement avec un mélange d'eau et de vinaigre ou avec de l'eau de chaux.

Nous engageons enfin tous ceux qui, à la suite de la

piqûre d'un insecte, ressentent une légère démangeaison,
d'appliquer immédiatement sur la partie atteinte une
compresse imbibée de vinaigre ou d'alcool, de réclamer
immédiatement les soins des hommes de l'art, s'il survient un léger gonflement ou si l'on voit une phlyctène
(une ampoule) se former.

Nous n'avons pas la prétention de croire que le jour où
l'on mettra en application les préceptes que nous avons
émis, les affections charbonneuses disparaîtront de la
Beauce; nous croyons seulement qu'en les suivant, on
atténuera beaucoup les effets d'un fléau que chacun dé-
plore et contre lequel nul ne songe à se garder.

TRAITEMENT CURATIF.

La pustule maligne est une affection essentiellement
locale et qui doit être avant tout combattue par des
moyens locaux.

A quelque degré que soit parvenue la maladie, les efforts du praticien doivent tendre à annihiler de suite le
virus qui, si on n'y met obstacle, gagne les tissus de
proche en proche et finit par causer une infection générale.

Détruire la tumeur qui sert de point de départ à l'infection, telle est la première indication à remplir. Pour
cela, plusieurs procédés se présentent. Le premier, celui
que nous avons vu le plus souvent employer, consiste à
cautériser profondément soit avec le fer rouge, soit avec
le caustique de Vienne. Le second consiste à faire une
incision cruciale sur la tumeur en dépassant la limite de
cette dernière; à laisser saigner la plaie pendant quelques minutes et à appliquer dans les incisions même un
caustique potentiel. Le deuto-chlorure de mercure semble
être le plus efficace de tous, et plusieurs praticiens du

département n'ont plus, depuis longtemps, recours à aucun autre moyen.

Il ne faut pas craindre d'employer une forte dose de cette substance, car les premières couches en cautérisant s'opposent à l'absorption. — On maintient ce caustique sur la plaie en appliquant sur le tout une forte couche de pâte bien liée, faite avec de l'eau et de la farine de froment. Ce caustique agit d'autant mieux qu'il a la propriété de faire développer une inflammation très-vive qui s'étend au loin et qui s'accompagne de beaucoup de réaction. (*Voir l'observation* 11ᵉ.)

Un troisième procédé est employé également avec succès, on le pratique de la manière suivante : après avoir incisé crucialement la tumeur, on pratique l'ablation des angles de la plaie avec des ciseaux ; la tumeur ainsi détruite, on cautérise le fond de la plaie et ses bords avec un acide puissant.

La première indication une fois remplie, il faut s'occuper de tracer une limite à l'œdème qui, sans cela, marche souvent malgré la première opération. Dans ce but, on applique des pointes de feu sur les limites de l'enflure, ou bien, pratiquant çà et là de légères incisions, on saupoudre les plaies de deuto-chlorure de mercure.

S'il y a un commencement de décomposition ou seulement une tendance à voir les tissus engorgés être frappés de gangrène, on a recours aux compresses imbibées de décoction de quinquina.

On doit enfin mettre l'économie entière à même de pouvoir réagir contre une infection générale. C'est le but qu'on se propose en administrant les potions dont le quinquina est la base. — Les propriétés antiseptiques du camphre sont également mises à profit. On ne saurait trop tôt y recourir lorsqu'on a à redouter des phénomènes ataxiques.

1852. — E. De Soye, imprimeur, rue de Seine, 36. — Paris.

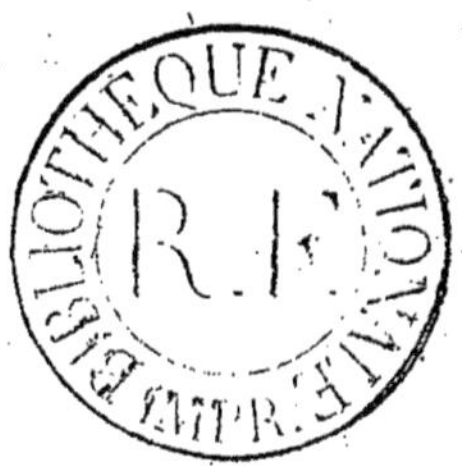